EAUX FERRUGINEUSES

DE PASSY.

Imprimerie D'AMÉDÉE GRATIOT et Ce; 11. rue de la Monnaie.

ESSAI

SUR L'ACTION THÉRAPEUTIQUE

DES

EAUX FERRUGINEUSES

DE PASSY,

Par M. CHENU, Docteur en Médecine,
chirurgien aide-major
au corps des sapeurs-pompiers de la ville de Paris.

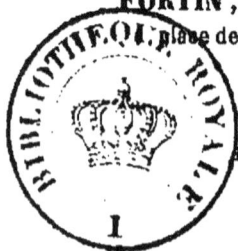

Paris.

FORTIN, MASSON et Cᵉ, | **BROCKHAUS et AVENARIUS,**
place de l'École-de-Médecine ; | 60, rue Richelieu ;

J. B. BAILLIÈRE, libraire,
13 bis, rue de l'École-de-Médecine ;
MÊME MAISON, à Londres, 219, Regent street.

1841.

ESSAI

SUR L'ACTION THÉRAPEUTIQUE

DES

EAUX FERRUGINEUSES

DE PASSY.

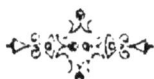

La profusion avec laquelle la Providence a répandu les sources ferrugineuses autour de nous, semblerait indiquer l'emploi fréquent qu'on en doit faire. On trouve souvent les sources de cette nature aux portes des grandes villes, comme si elles étaient placées là, à l'exemple de ces plantes salutaires qu'on remarque toujours auprès du poison dont elles doivent neutraliser l'effet. Elles

1

diffèrent en cela des autres eaux minérales, qui sont en quelque sorte groupées dans certaines localités privilégiées.

Il ne s'agit pas ici de faire la réputation des eaux de Passy ; depuis longtemps une juste célébrité leur est acquise. Je me propose seulement de rappeler leurs propriétés à l'attention des médecins, pour prouver jusqu'où l'influence de la mode se fait sentir, et combien on montre d'indifférence pour les meilleures choses dont la jouissance ne coûte aucune peine.

En effet, le grand défaut de ces sources est de se trouver trop facilement à la portée de ceux qui doivent en faire usage. Madame de Sévigné, frappée de cette vérité, disait qu'un malade allait à Vals parce qu'il habitait Paris, et l'autre à Forges parce qu'il était à Vals. Tant il est vrai que, jusqu'à ces pauvres fontaines, nul n'est prophète dans son pays !

Cette observation est bien applicable ici.

On a, il est vrai, négligé de proclamer l'importance de ces eaux; on n'a pas, pour les faire connaître, répandu de nombreux prospectus, exagéré leurs vertus, assuré, comme d'une infinité d'autres sources en vogue, qu'elles guérissent toutes les maladies, et sont, en un mot, une panacée universelle. Loin de là, et avec raison, on a restreint leur pouvoir aux seuls maux qu'elles guérissent et qui, pour la plupart, ne sont dus qu'à l'habitation des grandes villes et à des écarts hygiéniques. Ces eaux n'offrent donc rien de merveilleux : aussi ne sont-elles pas appréciées à leur juste valeur; il serait à désirer que les médecins en connussent mieux les propriétés, ils les conseilleraient sans doute plus souvent à une foule de malades qui languissent étiolés, et auxquels on administre en vain un nombre prodigieux de pilules ou de préparations ferrugineuses, pour lesquelles on voit paraître tous les jours de nouvelles formules, souvent fort originales, mais qui, en définitive, sont tellement au-dessous de l'eau ferrugineuse naturelle, qu'il est impossible d'établir aucune comparaison. On ne pourrait donc trop faire connaître les propriétés si évidemment précieuses de sources qui présentent réunis tous les avantages qu'on va souvent chercher au loin, pour payer à la mode un tribut onéreux et fatigant. Quoique le médecin dirigé par le désir de remplir consciencieusement sa mission ne respecte pas ces caprices de la vogue, il peut bien quelquefois cependant déguiser le but qu'il se propose, si c'est le seul moyen d'obtenir l'obéissance d'un malade ; mais il ne doit, dans aucune circonstance, l'exposer légèrement aux chances d'un long voyage. Par la même raison, les médecins qui sont appelés à faire l'histoire médicale des sources, ne doivent pas exagérer les propriétés d'un remède, pour plaire à celui qui le possède, en abusant de la confiance des malades afin de servir les intérêts de ceux qui l'administrent. Ce moyen d'ailleurs, s'il réussit, n'a qu'un temps : nous en avons mille exemples sous les yeux, et, sans m'écarter du sujet qui m'occupe, je peux assurer que ce qui généralement nuit le plus aux sources thermales, c'est qu'on a trop étendu leur pouvoir, sans indiquer les circonstances particulières qui favorisent ou contrarient leur action. Ce reproche ne me sera pas adressé, car en faisant l'histoire des eaux de Passy, je ne prétends pas les placer au premier rang parmi les eaux minérales; je viens seulement réclamer la place qu'elles doivent occuper en thérapeutique. Personne ne contestera en effet que ces eaux constituent la préparation ferrugineuse naturelle qui présente le plus de chances de succès aux malades et aux médecins.

Les sources de Passy sont situées dans un des beaux jardins des environs de Paris, sur la rive droite de la Seine, entre les Champs-Élysées et le bois de Boulogne. On ne peut en faire usage sans prendre un exercice aussi agréable que salutaire. Le bourg de Passy est d'ailleurs en réputation pour l'air qu'on y respire et les points de vue qu'il présente, soit sur les coteaux de Meudon, soit sur les plaines de Vanves et de Grenelle.

L'eau ferrugineuse est fournie par cinq sources, deux dites sources anciennes, et les trois autres connues sous le nom de sources nouvelles.

Il existe bien encore une sixième source, appelée autrefois source Casalbigi, du nom de l'ancien propriétaire; mais elle est peu importante et n'est pas employée aujourd'hui. Cette source a été analysée d'après l'ordre de SÉNAC, surintendant général des eaux, bains et fontaines du royaume, le 25 avril 1775, par Venel et Bayen, et plus tard par Rouelle et Cadet.

Les sources anciennes et les nouvelles ont été pendant fort longtemps en rivalité; elles appartiennent aujourd'hui au même propriétaire, qui laisse à la disposition des buveurs une partie des beaux jardins dans lesquels elles coulent. L'entrée est sur le quai de Passy, n° 24. A droite et à l'extrémité d'une belle avenue, se trouvent les sources anciennes ; elles sont à trois mètres au-dessous du niveau du sol ; un escalier simple et facile y conduit. Les sources nouvelles sont à cent mètres et à la gauche des premières, dont elles sont séparées par une grande allée de marronniers qui sert de promenade aux buveurs. Placées aussi au-dessous du niveau du sol, elles coulent au fond d'un souterrain qui n'a d'effrayant que le nom. Plusieurs terrasses garnies d'arbres et bien exposées sont encore à la disposition des buveurs. Elles sont assez bien divisées pour que, suivant son goût, on soit seul ou en compagnie. On y trouve un grand pavillon qui sert de retraite aux personnes qui veulent lire les journaux.

A peu de distance des sources on voit une vaste galerie contenant un grand nombre de

jarres qui reçoivent l'eau minérale qu'on
laisse épurer pendant un temps plus ou moins
long. Cette opération enlève à l'eau une partie des principes ferrugineux qu'elle contient,
et offre tous les degrés d'énergie que peut
exiger l'état des malades.

Les sources anciennes ont été découvertes
vers 1650 [1]. En effet, Geoffroy disait
qu'elles étaient déjà de son temps connues
depuis plus d'un siècle, si l'on ajoute foi à
une lettre qui se trouve insérée dans le Journal encyclopédique du mois d'août 1769. Le
terrain dans lequel se trouve la fontaine qui
les distribue était anciennement une tuilerie,
et l'on donnait expressément à cette fontaine
le nom général d'eaux salutaires. Le bien
qu'elles firent à madame la duchesse de Bour-
gogne engagea Louis XIV à faire construire,
aux dépens du trésor royal, un aqueduc qui

---

[1] Dictionnaire hydrologique de France. Passy.

servait à l'écoulement des eaux de la source
dans la rivière, et qui traverse sous terre le
chemin de Versailles.

Après la découverte des nouvelles sources,
les anciennes perdirent leur réputation. On
dit que la rivalité des propriétaires en fut
l'occasion et qu'on employa des moyens pour
changer la nature de l'eau [1].

---

[1] En 1765, Duclos examina avec soin les eaux de
Passy, et, au rapport de Buch'oz, « il observa qu'elles
« ne contenaient que très peu de sel vitriolique, peu
« de particules de fer ; mais qu'elles étaient impré-
« gnées de beaucoup de matières plâtreuses ; il con-
« clut de là que ces eaux ne devaient avoir que très
« peu de vertus ; elles ont d'abord été abandonnées,
« et il était même très naturel qu'on négligeât de les
« examiner de nouveau ; cependant, M. Lémery (1700)
« s'est appliqué à les connaître comme si elles ne l'a-
« vaient jamais été, et il les trouva alors fort diffé-
« rentes de ce qu'on en avait dit ; en effet, elles ne se
« trouvèrent plus plâtreuses ni au goût, ni par les
« expériences chimiques. Il voulut découvrir la cause

Voici ce qu'on lit à ce sujet dans le *Journal encyclopédique* du mois d'août 1769 : « Les sources anciennes avaient seules la confiance publique, mais un incident leur suscita des rivales. Ces eaux, dit-on, étaient affermées à un prix très modique, tandis que le fermier en tirait un prix si considérable, que le propriétaire voulut augmenter le prix du bail ; l'augmentation ne fut pas acceptée par le fermier, et, à l'expiration du temps fixé par l'acte, ces eaux perdirent leur réputation, parce qu'on répandit le bruit qu'elles avaient cessé d'être ferrugineuses. C'est à la même époque que commença, ajoute le même journal, la réputation des nouvelles eaux qu'on

---

« de ce changement, et il apprit que quelque temps
« avant les opérations de M. Duclos, on avait remué
« des plâtres à Passy ; ces plâtres avaient pu se mêler
« pour lors avec les eaux, et les altérer pour un temps. »
Leçons de Geoffroy au Collége royal.

avait découvertes dans la maison de M. de Lauzun et qui depuis devinrent la propriété de M. l'abbé Le Ragois. Cette rivalité tourna au profit des sources, on y fit les réparations convenables; mais le préjugé a accrédité leur déchéance, et ces pauvres sources, quoique toujours les mêmes, ont cependant perdu de leur célébrité. »

Loin d'y dissoudre artificiellement des sels ferrugineux, comme on l'avait aussi avancé à cette époque de rivalité, il est généralement reconnu que ces eaux sont assez chargées de sulfate acide de fer pour que, dans certains cas, on ne puisse les employer à l'intérieur sans les dépurer.

Les sources anciennes et les nouvelles présentent, il est vrai, quelques différences quant à leur composition chimique; et c'est ce qui rend encore ces eaux plus précieuses, en offrant aux médecins des nuances d'énergie qui permettent d'en faire usage sans craindre leurs effets trop prononcés.

M. Planche, qui a fait l'analyse des sources anciennes, a trouvé qu'elles étaient minéralisées par du carbonate de fer. MM. de Lens et Mérat disent qu'elles ont varié à diverses époques. Duclos, le premier qui les ait examinées, ne les trouva que séléniteuses, et Lémery, qui les analysa ensuite, y reconnut du fer, et il attribua ce changement à des causes accidentelles. Leur réputation paraît avoir suivi les mêmes vicissitudes que leur composition chimique.

Les sources nouvelles, découvertes en 1719 par l'abbé Le Ragois, ont aussi été pendant un temps connues sous le nom de sources Bellamy, nom de leur ancien propriétaire. Elles sont, avons-nous dit, peu éloignées des anciennes.

Ces sources réunies sont aujourd'hui la propriété de MM. Delessert, qui n'ont rien négligé pour leur entretien, et s'occupent encore en ce moment de nouvelles améliorations.

Les eaux de Passy ont été souvent visitées par toutes nos illustrations médicales. La Faculté de médecine de Paris, consultée sur leur nature et leurs qualités y envoya, au mois d'avril 1720, une commission nombreuse pour les étudier ; ce qui fit dire que jamais aucune source n'a pu se vanter d'avoir eu à la fois une assemblée aussi savante et d'aussi illustres approbateurs. Après avoir entendu les membres de la commission nommée à cet effet, la faculté déclara à l'unanimité que ces eaux sont ferrugineuses, jouissent des propriétés médicales des eaux de cette classe, et qu'elles conviennent particulièrement pour combattre la chlorose, la leucorrhée, l'atonie générale, et celle des intestins particulièrement.

Un grand nombre de médecins ont écrit sur les eaux de Passy, et je ne connais aucune source qui ait autant fixé l'attention, et dont les propriétés aient été constatées d'une manière plus évidente. Faut-il donc que leur grand défaut soit.aussi de coûter trop peu pour être à la mode?

Catalogue des travaux publiés sur les eaux de Passy.

CRESSÉ (P.). An Forgensium aquarum vires supplere possint Passiacæ? Præs. J. de Bourges. Parisiis, 1657, in-4°.

LEGIVRE (P.) Arcanum acidularum, 1632, in-12, cap. VIII.

LÉMERY (N.). Examen des eaux de Passy. (*Hist. de l'Ac. royale des sciences de Paris.* 1701, *p.* 62.)

BROUZET. Analyse des anciennes eaux min. de Passy, et leur comparaison avec les nouvelles. (*Mém. de l'Ac. royale des sc., Savants étrangers,* II, 337.)

RENEAUME. Observations sur de nouvelles eaux minérales de Passy. (*Hist. de l'Ac. royale des sc. de Paris,* 1720, p. 42.)

— Avis important au public sur les anciennes eaux min. de Passy. Paris, 1721, in-4.

Moulin de Marguerie. Traité des eaux min. nouvellement découvertes à Passy. Paris, 1723, 1725, 1728, in-12.

Geoffroy le cadet. Nouvel examen des eaux de Passy, avec une méthode de les imiter, qui sert à faire connaître de quelle manière elles se chargent de leur minéral. (*Mém. de l'Ac. royale des sc. de Paris*, 1724; *hist., p.* 50; *mém., p.* 193.)

Boulduc le fils. Essais d'analyse en général des nouvelles eaux de Passy, etc. (*Mém. de l'Ac. roy. des sc. de Paris,* 1726; *hist., p.* 30; *mém., p.* 306.) Ce mémoire a été publié in-8, par extrait.

— Avis sur les nouvelles eaux min. de Passy. Paris, 1726, in-8.

Gauthier (J.) An, ut in sanandis, sic et in præcavendis plurimis morbis, aquæ novæ minerales Passiacæ? Præs. H. T. Baron. Parisiis, 1743, in-4.

Baron d'Hénouville (T.). Sur les eaux min. en général, et sur celles de Passy en particulier. Paris, 1743.

— Analyse chimique des eaux min. de Passy. Paris, 1751, in-12.

CANTWEL (A.). Analyse des nouvelles eaux de Passy. Paris, 1755, in-12 et in-4.

CADET DE GASSICOURT. Analyse des eaux min. de Passy, Paris, 1755, in-8°.

VENEL ET BAYEN. Examen chimique d'une eau min. nouvellement découverte à Passy, dans la maison de M. et mad. Casalbigi (1755), in-8. (On en trouve une critique dans l'ancien Journal de méd., juillet 1755, p. 74.)

DEMACHY. Examen phys. et chim. de l'eau min. de M. Casalbigi, comparée aux eaux du même coteau connues sous le nom de nouvelles eaux min. de mad. Bellamy. Paris, 1755, in-8.

DEMACHY (J.-F.). Examen chim. des eaux de Passy. Paris, 1756, in-12.

—Lettres sur les eaux min. nouvellement découvertes à Passy, dans la maison de M. Casalbigi. (*Ancien Journ. de méd., mai* 1756, *p.* 377.)

CADET. Observations de chimie sur l'eau min. de M. Casalbigi, pour en tirer le bleu appelé commu-

nément bleu de Prusse. (*Ancien Journ. de méd.,
févr.* 1756, *p.* 59.)

— Lettre de M.... à M. le prieur de C. au sujet des
eaux min. de Passy. Paris, in-12. (*Publiée aussi
dans le Mercure de France, janvier* 1756.)

ROUELLE et CADET. Analyses d'une eau minérale de
Passy. In-8, et 1757, in-12.

Analyses chimiques des nouvelles eaux min., vitrioli-
ques, ferrugineuses, découvertes à Passy dans la
maison de mad. Casalbigi, avec les propriétés
médicinales de ces mêmes eaux, fondées sur les
observ. des méd. et chirurg. les plus célèbres, etc.
1757, in-12. (Ce recueil contient les travaux in-
diqués ci-dessus de Venel, Bayen, Rouelle et
Cadet.)

Rapport des commissaires nommés par la faculté de
médecine de Paris, pour se transporter aux nouv.
eaux min. de Passy, afin d'y constater l'état pré-
sent des sources, des réservoirs, etc. Paris, 1759,
in-8.

LE VEILLARD. Notes en réponse à la lettre de M.... au
prieur de C., sur les eaux de Passy. Paris, 1769,
in-8. (*Insérées aussi dans l'ancien journal de
méd.,* décembre 1769, *sous le titre : Observa-*

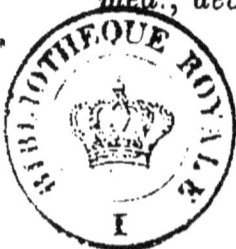

1.

tions sur l'article Passy *du Dictionnaire des Gaules*).

Le même a publié d'autres notes dans le *Mercure de France* (janv. 1756), réimprimées dans le *Journ. encycl.* du 15 août 1769, et auxquelles il a été répondu dans ce dernier journal (novembre 1770, p. 445).

Monnet. Traité des eaux min. Paris, 1768, in-12. (P. 175, il donne une analyse des nouv. eaux de Passy.)

Raulin. Exposition des principes et des propriétés des eaux min. qu'on distribue au bureau de Paris. Paris, 1775, in-12. (*Voy.* aussi son Traité des eaux min.)

Planche (L.-A.). Notice analytique sur les anciennes eaux min. de Passy, près Paris, épurées, prises au bureau de Paris; suivie de quelques observ. sur les mêmes eaux et celles de source, faites à différentes époques. (*Journal gén. de méd.*, *XXV*, 390.)

— Du dépôt formé par les anciennes eaux de Passy à leur source. (*Ibid.*, 417.)

Deyeux. Analyse des nouvelles eaux min. de Passy. Paris, 1809, in-8. (On la trouve, p. 281 des

Mémoires imprimés, mais non publiés, de la Soc.
de la fac. de méd. de Paris, in-4, sous le titre de
*Analyse de l'eau non épurée et de celle épurée
de Passy.* Il y en a un extrait, n° 8 du Bull. de
pharm. de 1809. *Voy.* aussi dans le *Journ. gén.
de méd.*, **XLIV**, 104, une notice que M. Patissier croit être de Chaussier.)

HENRY fils. Recherches analytiques sur l'eau min. de
Passy. 1832. (*Journ. de pharm.*, *XVIII*, 409.)

EXPILLY. Dictionnaire géographique des Gaules. (Art.
Passy.)

BUCH'OZ. Dictionnaire hydrologique de France. T. I,
p. 455 à 485; t. II, 306 à 309.

GEOFFROY. De aquarum medicatarum Galliæ natura,
viribus et usu tractatio.
— De aquis Passiacis veteribus, p. vj.
— De aquis Passiacis recentibus, p. xxxix.

ALIBERT. Précis historique sur les eaux minérales les
plus usitées en médecine. Paris, 1826, p. 327.

PATISSIER. Manuel des eaux minérales de France.
Paris, 1813.

PATISSIER et BOUTRON-CHARLARD. Manuel des eaux minérales. Paris, 1837, p. 331.

Chevallier et Richard. Dictionnaire d'histoire naturelle médicale. Paris, 1827, p. 334.

Delens et Mérat. Dictionnaire universelle de thérapeutique. T. V, p. 212.

Bourdon (Isid.). Guide aux eaux minérales, Paris, 1834, p. 248.

Encyclopédie méthodique. Partie médicale. T. XI, p. 435; t. V, p. 635.

Assegond. Manuel hygiénique et thérapeutique des bains. Paris, 1834, p. 293.

Carrère. Catalogue raisonné des ouvrages publiés sur les eaux minérales, p. 308.

Bouillon-Lagrange. Essai sur les eaux minérales naturelles. Paris, 1811, p. 303.

Rutty (J.). A methodical synopsis of mineral waters. London, 1757. p. 119.

Chenu. Essai sur l'action thérapeutique des eaux minérales. 1840, t. I, p. 303 et suiv.; t. III. Article *Passy*.

Osann. Physikalisch-medicinische Darstellung der bekannten Heilquellen der vorzüglichsten Lænder Europa's. Berlin, 1829, p. 323.

Julia-Fontenelle. Manuel portatif des eaux minérales les plus utiles en boisson. Paris, 1825,
p. 108.

Dictionnaire des sciences médicales. T. XXXIX,
p. 491.

Dictionnaire de médecine de James, traduit par Dide-
rot. T. V, p. 378.

Peyrille. Tableau méthodique d'histoire naturelle médicale. Paris, an vii, p. 486.

Nota. La Bibliothèque de méd. de Planque, édit. in-12, t. X,
p. 529 à 630, contient, par extrait ou textuellement, les mémoires
de Lémery, de Geoffroy, de Boulduc et autres académiciens.

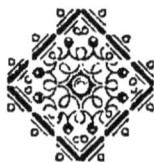

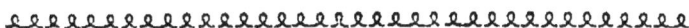

Propriétés physiques.

Ces eaux sont fournies par un terrain de sédiment supérieur sous le calcaire grossier, et viennent probablement des argiles plastiques; elles sont froides, $+ 3°\,88$ c., limpides, inodores, légèrement styptiques ; elles laissent dans la bouche une saveur métallique, peut-être un peu mêlée d'amertume, sans goût acide prononcé. Leur surface se recouvre promptement à l'air d'une pellicule irisée, et les canaux qu'elles traversent sont enduits d'un dépôt ocreux qui trouble facilement la transparence de l'eau, si quelque corps étranger l'agite. La saveur ferrugineuse de l'eau est plus prononcée quand le temps est orageux. On remarque que les sources ferrugineuses répandent quelquefois, à l'approche des orages, une légère odeur sulfureuse : cela paraît provenir, dit le docteur Bourdon, du grand nombre d'agents qui modifient le fer partout où ils le rencontrent, et font de chaque atome de ce métal comme un foyer perpétuel de combinaisons et d'échanges. On sait d'ailleurs qu'il ne suffit pas à un courant d'eau de traverser des couches ferrugineuses pour se minéraliser ; de nombreuses expériences le prouvent, et la formation des eaux minérales, en général, ne s'effectue que sous l'influence de conditions encore peu connues. Leur pesanteur spécifique est de 1,0046.

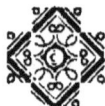

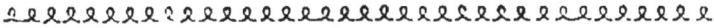

Propriétés chimiques.

La présence assez constante du gaz acide carbonique dans un grand nombre d'eaux ferrugineuses, leur a valu anciennement le nom d'acidules martiales. Presque toutes les analyses d'eaux de cette classe paraissent avoir été mal faites, car elles annoncent plusieurs grains de sel de fer dans un litre d'eau qu'on boit souvent avec plaisir, et jamais avec dégoût, tandis que, d'après les observations de M. Orfila, un grain seulement de carbonate de fer dissous dans vingt onces d'eau, communiquerait à ce liquide une saveur d'encre très désagréable.

Traitées par l'infusion de noix de galle, les eaux ferrugineuses donnent un précipité

rouge violet qui passe bientôt au bleu noir.
Si l'on emploie le ferro-cyanate de potasse, le
dépôt est bleuâtre et d'une couleur d'autant
plus foncée que le fer est plus oxidé.

Les eaux minérales de Passy ont été souvent analysées ; leur voisinage de Paris a dû
nécessairement offrir de fréquentes occasions
de les visiter et des facilités pour procéder à
leur examen ; aussi leur composition chimique
est-elle maintenant bien connue. La différence
qui existe entre les résultats de l'analyse des
anciennes eaux et celle des nouvelles semble
expliquer pourquoi ces eaux n'agissent pas
toujours également lorsqu'elles sont administrées dans des circonstances semblables, et
confirme les observations sans nombre qui ont
été faites depuis bien des années. BOUILLON-
LAGRANGE.

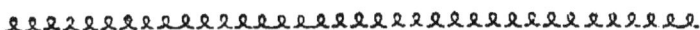

Analyses faites à diverses époques.

Analyse des sources anciennes par M. Planche.

Eau, 1 pinte.

Sulfate de chaux . . . . 25 gr. $\frac{1}{4}$

Sulfate de magnésie . . . . 6 $\frac{1}{2}$

Muriate de magnésie . . . . 3 $\frac{1}{4}$

Carbonate de chaux et de magnésie . . » $\frac{3}{4}$

Muriate de soude . . . . » $\frac{1}{2}$

Matière végeto-animale (proportions varia-

bles) . . . . 1 $\frac{3}{4}$

Oxide de fer. . . . . traces.

Dépôt à la source.

Carbonate de fer contenant beaucoup d'a-
cide carbonique.

Analyse de l'eau épurée. 2 livres.

Sulfate de chaux . . . . 88 gr. 80

Sulfate de magnésie 45   40

Sulfate d'alumine et de potasse . . . 15   20

Sulfate de fer au minimum d'oxygénation 2   41

Muriate de soude 13   40

Analyse des sources nouvelles par M. Barruel.

Temp. 3°½ R. — Pesant. spéc. 1,0046.

Eau, 2 livres.

Sulfate de chaux	86	grains
Sulfate acidule de fer au minimum d'oxy-génation	17	24
Sulfate de magnésie	22	60
Muriate de soude	6	66
Sulfate d'alumine et de potasse . . .	7	50
Carbonate de fer	»	80
Acide carbonique	»	36
Matière bitumineuse . . . . . quant. inappréciable.		

On voit par la comparaison des produits fournis par l'eau non épurée et par celle qui a subi cette opération, que la première est plus riche en principes salins que la seconde, et que les sels ne sont pas de même nature dans ces deux eaux après la décomposition d'une partie du principe ferrugineux.

ANALYSE

des sources nouvelles par M. Henry. 1832.

Eau, 1 litre.

EAU MINÉRALE NON DÉPURÉE.		
Principes contenus dans l'eau.	**Sources nouvelles.**	
	N° 1.	N° 2.
Azote.	quantité indéterminée.	quantité indéterminée.
Acide carbonique.		
	gr.	gr.
Sulfate de chaux.	1,536	2,774
— de magnésie. . . .	0,200	0,300
— de soude	0,280	0,340
— d'alumine.	0,110	0,248
Sulfate d'alumine et de potasse.	Traces.	Traces.
Sulfate de fer protoxidé . .	représenté par peroxide de fer	représenté par peroxide de fer.
Sulfate de fer peroxidé. . .		
Sous-tritosulfate de fer. . .	0,045	0,412
Carbonate de chaux. . . .	0,000	0,000
Chlorure de sodium	0,260	0,060
— de magnésie. . . .	0,080	0,226
Silice.	Quantité indéterminée.	quantité indéterminée.
Matière organique ou glairine.		
	2,511	4,360

ANALYSE

des sources anciennes par M. Heury. 1832.

Eau, 1 litre.

EAU MINÉRALE NON DÉPURÉE.		
Principes contenus dans l'eau.	**Sources anciennes.**	
	N° 1.	N° 2.
Azote.	quantité in-déterminée.	quantité in-déterminée.
Acide carbonique.		
	gr.	gr.
Sulfate de chaux.	1,620	2,800
— de magnésie. . . .		
— de soude.	0,170	0,530
— d'alumine.	Traces.	Traces.
Sulfate d'alumine et de potasse.	Traces.	Traces.
Sulfate de fer protoxidé. . .	représenté par per-oxide de fer.	représenté par per-oxide de fer.
Sulfate de fer peroxidé. . .		
Sous-tritosulfate de fer. . .	0,039	0,077
Carbonate de chaux. . . .	0,000	0,014
Chlorure de sodium. . . .	0,053	0,050
— de magnésie. . . .	0,153	0,210
Silice.	quantité in-déterminée.	quantité in-déterminée.
Matière organique ou glairine.		
	2,035	3,681

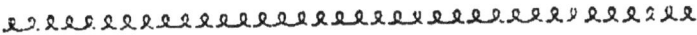

Propriétés médicales en général[1].

Tous les auteurs qui ont parlé des eaux de Passy annoncent leurs propriétés énergiques, en déclarant qu'elles méritent plus d'é-

---

[1] PASSY WATERS. Situated in a town of this name near Paris, which, after having been variously tortured by many learned chymists, and given occasion to various disputes, as related by the collections from the French writers in *Rieger* under the article acidulae, appear to be no other than a strong chalybeate and purging water, which, with regard to the strength of chalybeate impregnation and its bearing carriage to remote places, resembles the Malton water more, tho', with regard to the nature of the residuum lest upon evaporation, it seems to come much nearer to our Scarborough water.

loges qu'elles n'en ont obtenu [1]. M. Alibert, dans son Traité sur les eaux minérales, pense que les sources dont nous faisons l'histoire

---

The water is very limpid, emits plenty of bubbles, is of a subacid, astringent, vitriolic taste, and ferrugineous smell. Its gravity is a little greater than that of simple water.

And, as these waters are of great force, they sometimes cause vomitings, and sometimes an irritation of the intestines in delicate stomachs and bowels. Their virtues are found by daily experience to be aperient, resolving, cooling, purgative, diuretic, diaphoretic, corroborating, profitable where the solids want to be strengthened and the fluids to be attenuated, as in weak stomachs, the cachexy, and hypochondriachal disease; also in diarrhæas, dysenteries, and hæmorrhages. Rutty. Synopsis of mineral waters, p. 119.

[1] Les eaux de Passy, regardées de tout temps comme toniques, astringentes, apéritives, méritent de figurer au premier rang des eaux ferrugineuses. DELENS et MÉRAT. Dictionn. universel de thérap., t. V, p. 214.

sont appelées à rendre de grands services si
on sait les apprécier comme elles le méritent;
et on lit dans le grand Dictionnaire des sciences médicales, t. 39, p. 491 : « Les leucorrhéi-
ques feront avec avantage usage de ces eaux;
il semble que la nature ait voulu mettre le
remède à côté du mal, en plaçant à la porte
de la capitale des eaux astringentes et toniques, si propres à remédier à la débilité, à
la laxité du tissu muqueux, sources des flueurs
blanches dont sont si fréquemment atteintes
les Parisiennes. »

En effet, ces eaux jouissent des propriétés
médicales propres aux sources ferrugineuses
les plus estimées, et ce qui devrait les rendre
plus précieuses, je veux parler du voisinage
de la capitale, les perd en quelque sorte dans
l'esprit des Parisiens; il faut aller bien loin
chercher la santé lorsqu'on la trouverait à
deux pas. Elles conviennent encore aux personnes affaiblies par de longues maladies ou
étiolées par le séjour dans Paris; on les em-

ploie surtout pour combattre la leucorrhée, et avec un succès d'autant plus assuré que, pour en faire usage, il faut tous les jours se rendre de Paris à Passy le matin, et quelquefois le soir, et que ces petits voyages contribuent beaucoup à l'heureuse action de l'eau minérale.

On obtient d'excellents résultats de leur usage dans le traitement de certaines diarrhées, et en général lorsqu'il s'agit de combattre la faiblesse ou l'atonie des organes. Elles conviennent particulièrement dans toutes les affections atoniques du tube digestif; sous leur influence on voit disparaître l'inappétence, les dégoûts, la lenteur des digestions; mais elles sont formellement contre-indiquées lorsqu'il existe de la pléthore, des dispositions aux hémorrhagies actives, et ne peuvent convenir aux personnes atteintes d'affections idiopathiques du cœur.

On les emploie avec le plus grand succès pour combattre la prédominance du système

lympathique chez les enfants, et c'est dans
ce dernier cas surtout que leurs effets sont
vraiment remarquables. Leur usage est indiqué pour obtenir la cessation de fièvres in-
termittentes qui ont résisté aux autres moyens
thérapeutiques [1]. Ces eaux sont encore employées dans un grand nombre de circonstances laissées à l'appréciation des médecins :
c'est ainsi qu'elles ont été heureusement mises

---

[1] Les propriétés des eaux de Passy se déduisent
des substances qu'elles contiennent. Il paraît constant
qu'elles peuvent être considérées comme apéritives
et susceptibles d'être employées avec un grand succès
dans les engorgements du foie et surtout dans les ob-
structions. On a remarqué qu'à la suite des fièvres
tierces et quartes dont la durée a été longue, elles
complétaient la cure en rétablissant les forces des malades, et en rendant à toute l'habitude du corps cet
état de fraîcheur qui est la preuve la plus certaine que
la fièvre n'aura plus de retour. BOUILLON-LAGRANGE.
Essai sur les eaux minérales, p. 306.

en usage après de grandes opérations chirur-
gicales, pour rétablir les forces, et qu'elles
ont fait disparaître des engorgements abdo-
minaux, etc., etc. Elles conviennent aux
femmes dont le flux menstruel est immodéré
par faiblesse générale ou locale, et à celles
que des écarts hygiéniques, des veilles fréquentes et prolongées ruinent et vieillissent
avant le temps; c'est, si je puis m'exprimer
ainsi, le contre-poison des plaisirs de l'hiver
pour les personnes délicates qui ne sont pas
assez sages pour ne s'y livrer que suivant
leurs forces.

Mode d'administration.

Les eaux ferrugineuses froides se prennent
seulement à l'intérieur, à la dose d'un à six
verres tous les matins en se promenant; et
cette dose varie nécessairement suivant l'état

des malades. Il est donc impossible de l'indiquer d'une manière absolue. Quelquefois deux verres pris dans la matinée, à une heure de distance, suffisent, tandis que dans d'autres cas on peut en faire boire jusqu'à six verres à des distances plus rapprochées.

Il est toujours prudent de commencer par les eaux épurées, pour passer ensuite à celles qui ne le sont pas ; l'eau épurée peut être prise habituellement , et même remplacer l'eau ordinaire pour couper le vin dont on fait usage pendant les repas (Bouillon-Lagrange). Ces eaux sont utilisées avec succès en injections dans certains cas de relâchement ou d'atonie locale. Elles ont plus que toutes les autres besoin d'être *promenées* ; c'est l'expression consacrée pour dire qu'après les avoir bues il faut prendre un exercice modéré ; autrement elles donnent lieu à des douleurs épigastriques, des maux de tête, de l'anxiété, parce qu'elles passent très lentement. Les personnes qui en font usage doivent, autant que possible, mettre au moins un quart d'heure d'intervalle entre chaque verre d'eau, et employer ce temps à une promenade [1].

Effets physiologiques et médicaux.

Les eaux ferrugineuses sont, avec raison, rangées parmi les remèdes altérants [2]. Les mo-

---

[1] In acidularum usu variæ cautiones adhibendæ sunt circa earum dosim, assumendi modum, tempus et locum, ægrotantis præparationem et regimen. Dosis consueta pro singulis diebus a duabus libris ad sex et amplius excurrit ; quæ tamen varie definienda est , pro vario utentis temperamento, ventriculi robore, morbi indole, acidularum potentia, et prout facilius vel difficilius permeant. GEOFFROY. *Leçons au collège de France*.

[2] Le professeur CHAUSSIER, en parlant des eaux de

difications qu'elles déterminent dans la composition du sang et sur la circulation générale
s'étendent bientôt aux organes de la respiration, aux voies digestives et à tout l'organisme. Le fer en est le principe actif. Sous
leur influence le sang prend plus de couleur,
de plasticité, et le pouls plus de force ; la
respiration se régularise ; on remarque une
augmentation sensible des fonctions assimi-
latrices, et l'accroissement de la chaleur générale et des forces musculaires. Leur action
est éminemment tonique : aussi sont-elles
parfaitement indiquées dans la plupart des
cas de faiblesse générale, lorsque cet état ne
dépend pas d'une lésion locale profonde.

Passy, dit qu'elles sont très efficaces dans le traitement des maladies chroniques, si fréquentes, qui dépendent du relâchement des tissus, de la faiblesse des
vaisseaux, de la mobilité des nerfs et de l'engorgement des glandes. *Encycl. méthodique*, p. 436, t. **XI**.

L'usage de ces eaux est souvent suivi de constipation ; les matières excrémentitielles se colorent toujours en noir.

L'emploi des eaux ferrugineuses, trop prolongé ou mal indiqué, amène promptement la pléthore et quelquefois des hémorrhagies. On corrige l'activité de leurs effets en employant à propos quelques légers purgatifs. C'est d'ailleurs l'exemple que nous donne la nature ; car un grand nombre d'eaux de la même classe contiennent des sels qui agissent comme correctifs de l'action astringente du principe métallique.

Les maladies qui nécessitent particulièrement l'usage de ces eaux reconnaissant généralement pour cause l'habitation des grandes villes et des habitudes anti-hygiéniques, on assure les chances de guérison par des promenades matinales et un régime convenable. Cela explique suffisamment pourquoi les préparations ferrugineuses administrées dans le même but, mais sans le concours de ces circonstances accessoires, sont si loin de produire les mêmes effets.

Action des eaux ferrugineuses.

Sur le tube digestif. L'action des eaux ferrugineuses sur le tube digestif est tonique ; leur effet immédiat est de provoquer la sécrétion des sucs gastriques, d'exciter l'appétit et de faciliter les fonctions digestives ; c'est ainsi que sous leur influence l'assimilation des parties alimentaires est plus abondante, plus complète. Le contact d'une eau ferrugineuse trop forte avec la muqueuse gastrique, occasionne souvent des douleurs sourdes à l'épigastre et de la céphalalgie ; aussi faut-il toujours commencer par de très petites doses, et n'arriver que lentement et graduellement à des doses plus for-

tes, et, pour éviter des accidents, boire d'a-
bord l'eau de la source la plus faible. L'expé-
rience prouve que les personnes qui négligent
cette observation ne tardent pas à éprouver
ou une constipation opiniâtre, accompagnée
de colique, ou une diarrhée douloureuse ; et
ce sont les deux extrêmes qu'il faut éviter.

Les personnes à tempérament sanguin et
nerveux sont celles qui perçoivent le plus
promptement les effets de ces eaux. Les premières ne peuvent en faire usage sans une indication bien précise ; elles s'exposeraient à
des accidents plus ou moins graves. Elles de-
vront, dans tous les cas, toujours préférer
les eaux acidules ferrugineuses, ou salines ferrugineuses ; les eaux de Passy épurées pourront quelquefois remplir cette indication.

Sur la circulation[1]. C'est la circulation

---

[1] Alia occasione jam notavi subsidere sensim
laxum corporis tumorem ab usu ferri, pallorem mu-

surtout qui reçoit l'impression des eaux ferrugineuses ; sous leur influence, la composition chimique du sang se trouve modifiée,
le cœur lui-même paraît acquérir plus d'é-

---

tari in sanum et vividum rubrum colorem , agilitatem
redire torpidis et segnibus antea membris , absque
ulla evacuatione illius lenti glutinosi, quod prædomi-
nabatur in humoribus; idemque GALENI auctoritate
confirmatum tunc fuit, qui prudenter monuerat, frigi-
dam et lentam pituitam non semper debere evacuari,
sed potius permutari in bonum sanguinem, quod pul-
chre perficit ferri usus; nec fallit eventus, modo vi-
scerum integritas adsit. Si enim corrupti quid aut
purulenti in visceribus lateat, aut scirrhosa adsit du-
rities, tunc nunquam aliquid boni a limituro ferri usu
observare potui, uti nec quando tenacissima atrabilis,
visceribus abdominalibus impacta hærens , cachexiam
produxerit ; aquarum autem medicatarum usus, quæ
ferrum inimitabili per artem modo solutum , gerunt,
in tali casu sæpe adhuc cum fructu tentatur. VAN
SWIETEN, *Cachexia*.

nergie ; aussi le sang artériel est poussé avec plus de force et de régularité, le pouls est plus fort, plus tendu, les vaisseaux capillaires fonctionnent plus complétement, et tout l'organisme se ressent bientôt de cette suractivité de la circulation ; le système musculaire semble gagner plus de force et de sensibilité. Il y a augmentation de chaleur générale ; toutes les fonctions languissantes se rétablissent et se régularisent, les affections qui dépendent de la stase du sang disparaissent insensiblement ; aussi obtient-on les plus heureux effets de l'usage d'une eau ferrugineuse dans la plupart de ces cas qui dépendent d'une atonie générale. On augmenterait la gravité d'un mal qui dépendrait d'une lésion locale.

On a dit que les eaux et les préparations ferrugineuses étaient sans action sur certaines personnes ; les exemples cités à l'appui de cette observation portent à croire que cela tient plutôt à un état morbide des voies digestives qu'à la puissance réfractaire des individus.

L'abus de ces eaux donne lieu à divers accidents : on éprouve des céphalalgies plus ou moins intenses, et des hémorrhagies.

Sur la respiration. C'est une action toute secondaire et sympathique que celle de ces eaux sur les organes de la respiration. Cependant les poumons deviennent plus excitables, leurs mouvements de dilatation plus étendus, l'air qui y pénètre est plus promptement décomposé : en un mot leurs fonctions s'exécutent plus complétement ; et cela devait être pressenti par les modifications déjà éprouvées par le sang qui, recomposé d'une manière plus conforme à la nature, a besoin de s'emparer d'une plus grande quantité d'oxigène.

Sur la peau. Cet organe ne subit aucune influence directe du principe ferrugineux ; il partage l'énergie communiquée à toute l'organisation ; la coloration plus rouge qu'il prend dépend de la circulation capillaire qui se développe jusque dans ses dernières ramifications artérielles; et si ses fonctions sont augmentées, c'est presque insensiblement et sympathiquement. Dès le début du traitement, la transpiration insensible paraît être diminuée, et la peau devient sèche.

Sur les reins, l'utérus[1]. Le principe ferrugineux, de même que le principe alcalin, paraît se conserver jusque dans les reins et la vessie; ainsi le plus souvent, les urines de ceux qui emploient les eaux prennent une couleur plus ou moins noire lorsqu'on y verse de l'infusion de noix de galle. L'action des eaux ferrugineuses augmente la contractilité de la vessie et de l'utérus, ainsi que leur force exclusive. Ce dernier organe[2], qui

---

[1] Pudendorum autem vitiis minerales aquæ, et præsertim metallicæ, valde convenient. BAUHIN.

[2] Quo tempore fœmineum corpus ad incrementum suum pervenit, in bene facta temperie plus solet con-

joue un rôle si important à deux époques de
la vie des femmes, est soumis un des pre-
miers à l'influence des eaux ferrugineuses.
La circulation capillaire, trop souvent lan-
guissante, se trouve excitée mécaniquement et
chimiquement par l'activité générale et la
présence de nouveaux principes constituants
dans le sang qui y arrive. Cet effet est tellement sensible après l'usage des eaux de
Passy, que c'est en quelque sorte à lui qu'elles durent d'abord leur réputation, et que

---

ficere cruoris, quam qui vasis contineatur: unde ar-
teriis uterinis fluoris menstrui nomine secernitur.
1284.

Si posito corpore in conditione hic sanguis retine-
tur, oritur plethora : tarditas; gravitas; pallor; dolor
lumborum, inguinum; depravatæ functiones omnes
fere naturales, vitales, animales, quæ facile seducun-
tur a vasis nimis pressis, liquido copiosiore, sta-
gnante, suffocato. 1285, VAN SWIETEN. *De morbis
chronicis.*

par analogie on les employa dans toutes les affections caractérisées par la stase ou l'appauvrissement du fluide sanguin.

Sur le système nerveux. Sous l'influence des eaux ferrugineuses la sensibilité, la contractilité involontaire et les fonctions qui en dépendent sont immédiatement augmentées, et cet effet est d'autant plus remarquable que l'eau minérale est plus forte et le sujet plus impressionnable : aussi est-il bien important, pour assurer le succès d'un traitement, de proportionner la force médicatrice de l'eau à l'impressionnabilité du malade. On a observé que ces eaux, qui quelquefois ne produisent aucun effet appréciable sur des personnes bien portantes, sont d'autant plus actives que le sujet est plus faible et l'atonie plus complète.

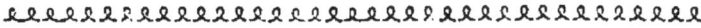

Effets généraux.

Les eaux minérales ferrugineuses portent principalement leur action sur le système sanguin, activent l'hématose et relèvent l'énergie de tout l'organisme. Chez les individus faibles, lymphatiques, à constitution molle, et particulièrement chez les jeunes filles chlorotiques, irritables [1], ces effets se produisent sans réaction: dans ce cas l'usage des eaux ne développe jamais la pléthore sanguine d'une manière fâcheuse.

---

[1] Il est important de ne pas confondre ici l'irritabilité nerveuse, qui dépend de la constitution individuelle, avec l'irritabilité accidentelle qui accompagne le plus souvent les désordres menstruels et certaines affections de l'enfance.

La progression de ces effets n'est pas toujours régulière, elle dépend des dispositions individuelles et du degré de minéralisation de l'eau qu'on emploie.

Maladies traitées avec succès par les eaux de Passy[1].

Ces eaux conviennent particulièrement aux tempéraments lymphatiques, aux constitutions affaiblies, aux habitants des pays

---

[1] Geoffroy, dans ses leçons à l'ancien Collége royal, faisait une longue énumération des vertus des eaux de Passy. Il cite un passage extrait de son travail pour donner une idée de la confiance qu'on accordait déjà de son temps aux eaux dont il est question :

« Aquæ Passiacæ ut omnes ferrugineæ refrigerant, laxant, emolliunt, aperiunt, diuresim promovent ad

3

froids ou humides, et lorsqu'il y a atonie générale et surtout atonie du tube digestif. Leur usage est suivi d'un succès cer-

---

diaphoresim, purgant, emmenagogæ sunt, diluentes
ac roborantes; utiliter adhibentur in omnibus cutis affectionibus, in cachexia, doloribus, parvis tumoribus,
abcessibus, tremoribus, paralysi, scirrhis, catarrhis,
rhumatismis, hydrope omnigeno, febribus intermitten-
tibus, anomalibus hecticis, affectibus melancholicis, et
hypocondriacis, hæmorrhagiis, cachexia, hemicrania,
oculorum caligine et vertigine, vigiliis et insomniis,
epilepsia, apoplexia, oculorum tumoribus, limpitudine,
ophthalmia, catharacta, amaurosi, osena, gutturis et
tonsillarum tumoribus, surditate, aurium tinnitu, dis-
pnæa, asthmate, tussi rauca, cardialgia, cordis palpita-
tione, syncope, anorexia, boulymo, pica, malacia, siti
immodica, nausea, vomitu, oris amarore, ructu acido
et nidoroso, apeptia, brudypeptia, stomachi dolore, ar-
dore seu soda, frigore, podicis tensione, relaxatione,
lancinatione, ructu assiduo, fœtore oris, singultu,
lienteria, lumbricis, coxigis dolore, lienis et hepatis
affectionibus, tumoribus videlicet scirrho, obstructio-
nibus, constipatione alvi, tenesmo, diarrhæa, fluxu he-

tain lorsque le sang est appauvri par la
perte de ses principes constituants les plus
essentiels; dans la plupart des leucophlegma-
sies, la chlorose, les écoulements muqueux
atoniques [1], l'aménorrhée, les hémorrhagies

---

patico, dysenteria, cæliaca passione, colico, ileo, cho-
lera, hæmorrhoidibus, fistulis, flatibus, renum et ve-
sicæ affectibus, videlicet nephritide, ulceribus, calculo,
ischuria, stranguria, dysuria, mictu cruento, urinæ in-
continentia, penis ulceribus et carunculis, gonorrhæa,
arthritide, tibiarum doloribus, aut imbecillitate, mem-
brorum retractione et stupore, ictero, chlorosi, mensium suppressione, aut nimio fluxu, furore uterino,
fluore albo, hystericis affectibus, sterilitate, mamma-
rum flacciditate, scirrho, et cancro uteri, etc. »

[1] Leucorrhée, écoulement blanc. Cette affection si
commune, et qui fait le désespoir des femmes, est due
à des causes diverses : elle dépend de la constitution
ou elle est accidentelle. Dans le premier cas, les eaux
ferrugineuses de Passy ne peuvent manquer de produire les plus heureux effets. Dans le second, on ob-
tiendra encore les mêmes résultats, lorsque l'écoule-

passives ¹ , à la suite des maladies longues,
après une grande opération de chirurgie.
Elles conviennent dans un grand nombre
d'affections si communes aux habitants des

---

ment ne sera pas entretenu par un état inflammatoire
de l'utérus. Les eaux de Passy pourront être employées simultanément comme boisson habituelle et
en injections.

¹ On administre les médicaments ferrugineux tantôt
pour arrêter une perte utérine, tantôt pour exciter l'é-
coulement des règles. On avait conclu que ces médicaments recélaient deux propriétés contradictoires ,
l'une astringente et l'autre apéritive. Il est évident
qu'ils ne font toujours qu'un même effet physiologique;
qu'ils exercent, dans les deux cas, une impression tonique sur la matrice , et que c'est de cette seule et
même impression que dépendent les deux résultats
opposés que l'on obtient. Le médicament augmente
toujours le ton, la vitalité de cet organe; il provoque,
excite les règles que la faiblesse retenait ; il arrête le
sang que la même cause pathologique laissait s'échap-
per. BARBIER, *Eléments de matière médicale.*

grandes villes et particulièrement aux enfants;
dans tous les cas où l'atonie et la faiblesse
sont associées à une excitabilité modérée.
Elles ont toujours été considérées comme un
spécifique sûr dans les dérangements de la
menstruation [1].

On les emploie avantageusement encore
dans les cas de dyspepsie que caractérise l'af-
faiblissement des forces digestives; d'asthénie
intestinale qui résulte d'une phlegmasie chro-
nique ou d'un traitement débilitant, et lorsqu'il y a faiblesse ou relâchement des organes;
elles ont produit d'excellents effets dans les
cas de stérilité [2] qui avaient pour cause l'inertie

---

[1] Even in an obstructio mensium (in which case
they are justly celebrated) the are not to be used
without proper precaution ad preparation, especially
in the plethorie, in which state they have been ob-
served to excite a fever with spasms. RUTTY.

[2] Quelques médecins des eaux ont parlé de faits

de l'utérus. On les emploie encore avec le plus grand succès pour combattre la disposition cachectique, scorbutique ou scrofuleuse. Elles sont fort utiles dans les cas de néphrite ou de cystique chroniques, mais on doit dans certains cas leur préférer les sources alcalines-gazeuses. Ce sont encore les eaux de Passy qu'on devra conseiller pour arrêter les pertes séminales, suite de mauvaises habitudes. Elles conviennent aussi dans certaines affections nerveuses qui dépendent d'un état de débilité générale, et elles produisent des effets remarquables dans le traitement de la faiblesse et de l'atrophie qui se remarquent souvent dans les extrémités après certaines paralysies.

On en conseille encore l'usage pour combattre les diarrhées atoniques, l'œdème et

semblables avec une exagération qui détruit ou altère ce qu'ils ont de réel.

l'hydropisie qui dépendent de l'inertie des vaisseaux absorbants : et l'on cite quelques exemples de succès dans des cas de tremblement nerveux, et de tic douloureux chez les sujets lymphatiques.

Mais c'est surtout chez les jeunes filles chlorotiques *febris alba virginum* [1] que l'ef-

---

[1] Chlorose, pâles couleurs. Cette affection est caractérisée par la décoloration de la peau, la bouffissure et l'engorgement des tissus, une langueur cachectique, de la répugnance pour le mouvement, de mauvaises digestions, de la cardialgie, des appétits dépravés, des palpitations et souvent un teint livide. On la considère généralement comme un symptôme de l'aménorrhée, tandis qu'elle en est souvent la cause. Cette maladie se manifeste au moment de la puberté chez les jeunes filles faiblement organisées, et lorsque la nature cherche à donner à un organe, jusque-là sans fonctions, la vie et la force nécessaires pour arriver au but qu'elle se propose.

Les symptômes de la chlorose se lient plus intimement à un état particulier des fluides qu'à une affection

ficacité des eaux ferrugineuses s'est de tout temps fait remarquer : aussi les considère-t-on avec raison, dans ce cas, comme de véritables spécifiques.

Maladies qu'il serait dangereux de traiter par les eaux ferrugineuses de Passy.

Les eaux ferrugineuses, éminemment toniques, activant la circulation, la digestion et l'absorption, sont contre-indiquées dans toutes les maladies aiguës. Elles ne peuvent être

---

des organes génitaux. Cela est tellement vrai que cette maladie s'observe aussi quelquefois chez de jeunes garçons scrofuleux ou délicats, et même chez de jeunes personnes dont les éruptions menstruelles sont assez régulières.

employées par les sujets forts, pléthoriques, disposés aux congestions, puisqu'elles développent la pléthore sanguine.

On ne les conseillera jamais lorsqu'il y aura disposition à une inflammation, ni aux individus à constitution nerveuse, irritable ; à ceux menacés de phthisie ou dont la poitrine est faible, délicate ; à toutes les personnes atteintes d'affections organiques du cœur ou des gros vaisseaux.

L'action de ces eaux sur l'utérus en contre-indique l'usage pendant la grossesse.

Leur emploi prolongé ou mal indiqué occasionne de la pesanteur de tête, des gastralgies, des hémorrhagies plus ou moins graves. On doit donc cesser d'en boire, ou au moins en diminuer la dose, dès qu'on éprouve de la céphalalgie, lorsqu'il n'est pas possible de choisir une source très faible.

Les eaux ferrugineuses qu'on emploie souvent dans les hémorrhagies utérines, ne sont utiles que dans le cas d'hémorrhagies pas-

sives , lorsque les vaisseaux utérins ont
perdu leur contractilité, et que le sang suinte
à travers les orifices béants de ces vaisseaux.
On a constaté leurs effets souvent nuisibles
dans les métrorrhagies des femmes hystéri-
ques, qu'accompagne ordinairement un état
d'éréthisme; dans ce cas on n'emploie avec
raison les eaux ferrugineuses qu'après avoir
fait usage des moyens calmants.

Ces eaux ne doivent pas être conseillées dans
les cas d'hypocondrie et de mélancolie. Elles
sont encore contre-indiquées lorsqu'il y a
embarras des premières voies, engorgement
des intestins, constipation opiniâtre, et généralement on doit en cesser l'emploi dès
qu'elles sont difficilement supportées par
l'estomac.

D'après ce qui précède on comprend que
les eaux ferrugineuses de Passy, employées
comme moyen hygiénique ou prophylactique,
conviennent particulièrement aux femmes,

aux enfants et aux hommes qu'une constitution molle ou affaiblie soumet aux maladies
qui n'atteignent ordinairement que l'enfance[1],
et surtout à ceux chez lesquels on remarque
une prédominance du tempérament lympha-
tique. Leur usage pourra modifier la constitution, rendre au sang les éléments qui lui
manquent, et prévenir une infinité de ma-

---

[1] On sait que les fluides blancs prédominent à un tel
point dans la constitution de l'enfance, que les parties
les plus importantes du sang, le principe colorant et
la fibrine, ne s'y trouvent qu'en très petite proportion,
tandis que l'eau, l'albumine et la gélatine y entrent
pour la plus grande partie. Cette composition du sang
et la disposition particulière des solides rend chez eux
la véritable inflammation extrêmement rare, et pour
ainsi dire impossible. Des accidents nerveux très fré-
quents remplacent l'inflammation, et trop souvent on
les considère comme cause de la débilité, tandis qu'ils
n'en sont que l'effet; cet état s'explique tout naturel-
lement par le rôle de régulateur que joue le système
nerveux dans toutes les fonctions.

ladies qui se développent si facilement sous l'influence de l'air impur d'une grande partie des maisons de Paris.

Je n'ai pas la prétention de présenter les eaux de Passy comme devant dans tous les cas être employées de préférence à tout autre remède; cependant je crois qu'il n'en existe aucun qui puisse leur être avantageusement substitué pour combattre l'atonie, les dispositions cachectiques et toutes les affections qui dépendent de l'appauvrissement des fluides; je pense donc qu'en parlant des avantages que présente l'administration des eaux de Passy, on me supposera moins l'intention d'en faire un éloge exagéré, que le désir de faire quelquefois prévaloir un moyen thérapeutique naturel que tous les médecins regardent comme précieux, mais qui en définitive, et sans doute par oubli, n'est pas aussi souvent prescrit que les circonstances l'exigeraient.

FIN.

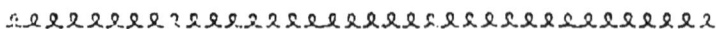

TARIF DES EAUX DE PASSY.

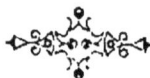

A PASSY.

	fr.	c.
La bouteille d'un litre.	»	25
La bouteille de deux litres.	»	50

La séance à la source.	»	60
Par abonnement d'un mois.	15	»

L'établissement est ouvert depuis 7 heures du matin jusqu'à la nuit.

A PARIS.

Des dépôts se trouvent dans presque toutes les pharmacies.

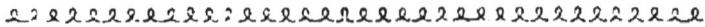

TABLE DES MATIÈRES.

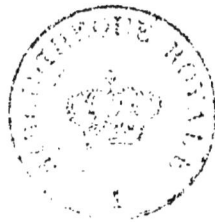

www.ingramcontent.com/pod-product-compliance
Lightning Source LLC
Chambersburg PA
CBHW070822210326
41520CB00011B/2072